AF582073

LUCAS (ANDRÉ-HENRI-MARIE)

CONTRIBUTION A L'ÉTUDE

DES

ACTIONS CHIMIQUES

DES

COURANTS ÉLECTRIQUES

SUR LES TISSUS VIVANTS

Société d'éditions scientifiques
BASÉE SUR LA MUTUALITÉ
4, Rue Antoine-Dubois
PARIS

CONTRIBUTION A L'ÉTUDE

DES

ACTIONS CHIMIQUES

DES

COURANTS ÉLECTRIQUES

SUR LES TISSUS VIVANTS

PAR

Le Docteur LUCAS (André-Henri-Marie)

ANCIEN INTERNE A SAINT-LAZARE

ANCIEN MONITEUR A LA CLINIQUE DE GYNÉCOLOGIE ET D'ACCOUCHEMENT DE LA FACULTÉ

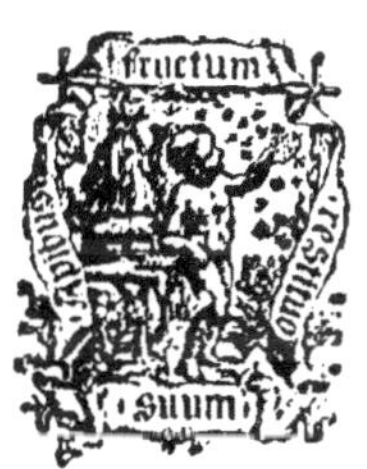

PARIS

SOCIÉTÉ D'ÉDITIONS SCIENTIFIQUES

PLACE DE L'ÉCOLE DE MÉDECINE

4, Rue Antoine-Dubois, 4

1898

A MA GRAND'MÈRE

La Comtesse DE LA FARE

A MON PÈRE

M. FÉLIX LUCAS

INGÉNIEUR EN CHEF DES PONTS ET CHAUSSÉES
ANCIEN ADMINISTRATEUR DES CHEMINS DE FER DE L'ÉTAT
CHEVALIER DE LA LÉGION D'HONNEUR

C'est une grande joie de pouvoir, à la fin de mes études médicales, exprimer à mes parents bien-aimés, mon père et ma mère, ma profonde affection.

L'exemple d'honneur et de bonté que me donne mon père sera gravé dans mon cœur. Qu'il me soit permis de remercier aussi ma chère femme et ses excellents parents, en leur témoignant affection et reconnaissance.

A MON FRÈRE

M. DANIEL LUCAS

LIEUTENANT AU 20e D'ARTILLERIE
ANCIEN ÉLÈVE DE L'ÉCOLE POLYTECHNIQUE

A MA SŒUR

MEIS ET AMICIS

A MON PRÉSIDENT DE THÈSE

M. MATHIAS DUVAL

MEMBRE DE L'ACADÉMIE DE MÉDECINE
PROFESSEUR DE LA FACULTÉ DE MÉDECINE DE PARIS
OFFICIER DE LA LÉGION D'HONNEUR

Hommage d'admiration et de profond respect.

Le Jury de la Faculté de Médecine de Paris a accordé à notre travail la note « *bien satisfait* ».

A MES MAITRES

En terminant nos études médicales, nous sommes heureux d'adresser l'expression de notre profonde gratitude aux éminents Maîtres dont la bienveillance et les conseils nous ont été si précieux.

Remerciements reconnaissants à M. le Professeur DUPLAY, dans le service duquel nous avons commencé nos études cliniques, en ayant aussi pour guide notre ami et maître, M. le Docteur CAZIN.

Vive et inaltérable reconnaissance à M. le Docteur LE BLOND, dont nous avons été l'interne à Saint-Lazare.

Hommage reconnaissant et profondément respectueux à la mémoire de M. le Professeur TARNIER, dont nous n'avons pu suivre que trop peu de temps, hélas! l'admirable enseignement à la Clinique obstétricale et gynécologique de la Faculté, où il nous avait fait l'honneur de nous nommer Moniteur.

Remerciements les plus affectueux à M. le Docteur CHERON, qui a bien voulu être pour nous un ami en même temps qu'un maître.

Témoignage tout particulier de reconnaissance à M. le Professeur agrégé WEISS, qui a bien voulu nous accorder la plus large hospitalité dans son laboratoire de la Faculté, nous guider par ses conseils dans nos recherches personnelles, et même nous confier quelques importants résultats de ses propres recherches.

Remerciements les plus sincères à M. le Médecin-Major de 1re classe BERCHER, du 26e régiment d'artillerie, qui, pendant notre service militaire, a bien voulu nous accorder de nombreux témoignages de sa confiance.

INTRODUCTION

L'objet de notre thèse n'est pas de traiter dans toute son ampleur la question si vaste et complexe des actions chimiques des courants sur la matière organique. Nous n'espérons apporter à l'édifice qu'une modeste pierre.

Nous divisons ce travail en trois parties dont voici les titres :

Chap. I. — Courants continus et Électrolyse.

Chap. II. — Électrolyse des muscles.

Chap. III. — Courants alternatifs non électrolyseurs.

Nous terminons par l'exposé des conclusions auxquelles nous avons été conduit.

CONTRIBUTION A L'ÉTUDE

DES

ACTIONS CHIMIQUES DES COURANTS ÉLECTRIQUES

SUR LES TISSUS VIVANTS

CHAPITRE Ier

COURANT CONTINU ET ÉLECTROLYSE

Le Courant Électrique.

Il est bien facile de donner la définition d'un courant liquide, que l'on voit se produire dans un canal ou dans un tuyau ; on peut aussi sans difficulté définir un courant d'air ; c'est qu'il s'agit dans les deux cas, de l'écoulement d'une substance matérielle. Quoique la notion du *courant électrique* nous soit aujourd'hui bien familière, sa définition précise nous échappe parce que l'électricité n'est pas matière ; l'assimiler à un *fluide*, comme l'a fait Franklin, ce n'est pas faire une hypothèse, c'est s'engager en plein domaine de la fiction, mais cela n'empêche pas cette conception d'être géniale et précieuse pour remédier à notre ignorance de la cause première des phénomènes. Assimiler l'électricité à un fluide, c'est d'ailleurs, faire pour elle ce que l'on a fait depuis longtemps pour la chaleur; si l'on maintient constantes et différentes entre elles les températures des deux extrémités d'une barre de fer, il se produit un *flux de chaleur* de l'extrémité chaude vers l'extrémité froide; c'est la considération des flux de chaleur qui a servi de base aux immortels travaux de Fourier sur la conductibilité calorifique. Pourquoi renoncerions-nous en électricité au bénéfice d'une conception fictive analogue?

Nous savons qu'il existe deux espèces d'électricité : l'une, dite *vitrée* ou *positive*, qu'un tube de verre acquiert par le frottement; l'autre dite *résineuse* ou *négative*, que l'on crée en frottant un bâton de résine; nous avons donc à considérer deux fluides distincts. Prenons deux sphères conductrices de même diamètre, en cuivre, par exemple, et chargeons-les respectivement, par un moyen quelconque, l'une de fluide positif et l'autre de fluide négatif, à doses ou quantités égales; supposons que nous mettions instantanément ces deux sphères en communication métallique par un fil de cuivre dont les extrémités toucheront respectivement leurs surfaces; ces sphères perdront immédiatement leurs charges électriques, comme si les deux fluides de noms contraires avaient voyagé dans le fil de cuivre pour venir se neutraliser ou s'entre-détruire; ce double voyage des fluides antagonistes constitue un *courant électrique* de très courte durée. Si nous pouvions, en présence du fil de cuivre conducteur, approvisionner d'une manière continue les deux sphères en fluides électriques de noms contraires, nous obtiendrions un courant durable et permanent; il y aurait d'abord un débit continu d'électricité positive, parcourant le fil de cuivre dans un sens déterminé, et un débit équivalent d'électricité négative, parcourant le fil en sens contraire. A travers une section droite quelconque de ce fil métallique, il passerait à chaque instant des quantités égales d'électricité positive et d'électricité négative; il suffit donc, pour caractériser un double courant, de considérer seulement le courant positif, en indiquant son sens et son débit, puisque le courant négatif donne le même débit en sens contraire.

Cela posé, reprenons la comparaison du courant électrique avec un courant hydraulique. Pour obtenir ce dernier, il faut disposer d'une source débitant de l'eau et d'une dénivellation entre les deux extrémités d'un canal ou tuyau de conduite. Analoguement, pour obtenir un courant électrique, il faut disposer d'une source d'électricité et d'une sorte de dénivellation, appelée *différence de potentiels*, *force électromotrice* ou *tension*, entre les deux extrémités d'un conducteur ordinairement métallique.

Force Électromotrice.

Le nom et la conception de la *force électromotrice* sont dus à Volta, dont le génie découvrit dans la mémorable expérience de Galvani l'origine même de la pile hydro-électrique. Coupons en deux, vers la région lombaire, une grenouille vivante et dépouillons ses membres inférieurs, de manière à mettre à découvert les deux faisceaux de nerfs qui sont placés de chaque côté de la colonne vertébrale; prenant alors un conducteur articulé formé de deux métaux différents (cuivre et zinc par exemple), engageons une de ses branches sous le faisceau de nerfs et appuyons l'autre branche sur les jambes de la grenouille; nous verrons aussitôt ces membres s'agiter convulsivement; cette expérience peut être renouvelée jusqu'à ce que la rigidité cadavérique vienne rendre impossible les contractions musculaires.

Cette découverte de Galvani date de 1786 ; l'illustre professeur d'anatomie expliquait les contractions de la grenouille en supposant que les nerfs possédaient une électricité animale que l'arc métallique conduisait dans les muscles. Mais pourquoi fallait-il, pour obtenir des contractions bien vives, que l'arc fût composé de deux métaux différents placés l'un à la suite de l'autre ? C'est pour résoudre cette question que Volta rejeta l'explication de Galvani et prétendit que l'électricité mise en jeu, prenait naissance dans l'arc métallique lui-même, le corps de la grenouille ne jouant que le rôle passif de révélateur du courant électrique. Volta démontra, en effet, en 1794, que le contact de deux métaux fait naître une force permanente, qu'il appela force électromotrice, qui, détruisant l'équilibre du fluide neutre, électrise l'un des métaux positivement et l'autre négativement. En d'autres termes, *le simple contact de deux métaux différents suffit pour établir une différence entre leurs potentiels respectifs ;* cette différence est indépendante de la forme et de l'étendue du contact, mais elle dépend de l'état des surfaces des deux métaux (augmentant par exemple, pour le contact zinc-cuivre si les surfaces sont écrouies par le frottement). Galvani et ses partisans discutèrent avec ardeur la théorie de Volta ; ayant réussi à obtenir les convulsions d'une grenouille en mettant ses nerfs lombaires en contact direct avec quelques muscles, sans l'intermédiaire d'aucun conducteur métallique, ils crurent trouver dans cette expérience un argument décisif contre Volta ; mais loin de se tenir pour battu, le savant professeur de Pavie généralisa son principe en déclarant que ce n'est pas seulement au contact de deux métaux, mais au contact de deux conducteurs quelconques, métalliques ou non, que la force électromotrice prend naissance. Bientôt, d'ailleurs, les expérimentateurs constatèrent que les convulsions se produisent aussi bien au moment où la communication est supprimée qu'à celui où elle est établie ; ce phénomène, absolument inexplicable par la théorie de Galvani, la fit définitivement abandonner et assura le triomphe des idées de Volta.

L'établissement d'un barrage en travers du lit d'une rivière en vue d'obtenir une chute d'eau ne peut évidemment servir à l'établissement d'une force hydraulique, qu'à la condition que la rivière ait un débit. Analoguement une force électromotrice de contact ne peut concourir effectivement à la création d'un courant, qu'à la condition de desservir le débit d'une source d'électricité. Un couple de rondelles, l'une de zinc et l'autre de cuivre, mises en contact par leurs surfaces, ne contient en lui-même aucune source permanente d'électricité ; il est impossible d'obtenir un courant dans un fil de cuivre dont les deux extrémités seraient respectivement mises en contact avec les surfaces libres de ces deux rondelles ; alors, en effet, la force électromotrice produite par le contact des surfaces intérieures se trouve détruite par une force électromotrice égale et de sens contraire qui résulte du contact de la surface libre de la rondelle zinc avec l'une des extrémités du fil de cuivre.

Conservation de l'Énergie.

S'il était possible d'obtenir un courant électrique permanent par la simple mise en contact de deux rondelles métalliques, sans qu'il y ait aucune altération de leur substance, nous posséderions la toute-puissance industrielle ; nous pourrions, en effet, au moyen de courant, actionner une machine outil-quelconque, obtenir gratuitement un travail mécanique indéfini et réaliser ainsi la chimérique conception du mouvement perpétuel. Quelque généreuse que la nature puisse être envers l'homme, elle ne l'est pas au point de lui accorder ce pouvoir créateur.

Déjà Lavoisier a démontré, au moyen de la balance, la grande loi chimique de la *conservation de la matière*; quelles que soient les combinaisons chimiques obtenues dans un laboratoire, elles ne peuvent jamais ni augmenter ni diminuer la masse matérielle des éléments employés. Il est une autre grande loi naturelle, non moins importante, que nous connaissons aujourd'hui, c'est celle de la *conservation de l'énergie*. Nous pouvons faire subir à l'énergie diverses métamorphoses, sans pouvoir jamais ni la créer ni la détruire : elle peut devenir successivement travail mécanique, force vive, chaleur, électricité, combinaison chimique, etc....., mais en obéissant toujours à la loi immuable de l'équivalence; telle est la véritable cause de l'impossibilité certaine du mouvement perpétuel. L'Univers est un immense réservoir d'énergie dans lequel nous pouvons puiser pour ainsi dire sans limite, mais seulement par voie d'échange, c'est-à-dire en lui restituant sous une autre forme l'équivalent de ce qu'il nous livre. Donc, pour obtenir l'énergie électrique d'un courant, il faut emprunter et transformer une énergie équivalente mécanique, calorifique ou chimique.

Pour élever un poids d'un kilogramme à la hauteur d'un mètre au-dessus du sol, il faut faire une dépense d'énergie ou de travail mécanique dont la valeur a reçu le nom de *kilogrammètre* et s'emploie comme unité de mesure. La *puissance mécanique* d'une chute d'eau dépend des deux facteurs, *débit* et *hauteur de chute*; si, par exemple, le débit est de 75 litres (pesant 75 kilogrammes) par seconde, sous 1 mètre de hauteur de chute, la puissance mécanique est de 75 kilogrammètres par seconde; comme c'est là la dépense moyenne d'énergie musculaire que peut fournir un cheval, on a donné le nom de *cheval-vapeur* à cette valeur particulière d'une puissance mécanique. Analoguement la *puissance électrique* d'un courant dépend des deux facteurs *débit d'électricité* (ou *intensité du courant*) et *différence de potentiels* (ou *force électromotrice*, sorte de hauteur de chute) ; on évalue l'intensité du courant et la force électromotrice au moyen d'unités respectivement appelées *ampère* et *volt* (unités que nous définirons plus loin) ; c'est le produit du nombre des ampères par celui des volts qui exprime la puissance du courant rapportée à l'unité *watt*, produit d'un volt par un ampère ; une puissance électrique de 735 watts équivaut à la puissance mécanique de 75 kilogrammètres par seconde, dite cheval-vapeur.

Joule et Clausius ont déterminé l'équivalent mécanique de la chaleur en démontrant qu'il y a équivalence entre la *calorie*, quantité de chaleur nécessaire pour élever d'un degré centigrade la température d'un gramme d'eau distillée, et un travail mécanique représenté par 0,425 kilogrammètre. Il résulte de cette donnée, qu'il y a équivalence entre une dépense de chaleur d'une calorie par seconde et la création d'un courant électrique ayant une puissance de 4,17 watts.

Les combinaisons chimiques qui s'effectuent en dégageant de la chaleur et sont pour ces motifs, dites *exothermiques*, constituent des sources d'énergie utilisables pour la création des courants électriques. Les beaux travaux de M. Berthelot et de ses collaborateurs sur la *thermo-chimie* ont déjà fait connaître l'équivalence calorifique d'un grand nombre de ces combinaisons.

Générateurs de Courants électriques.

Reprenons les deux rondelles cuivre et zinc dont nous avons parlé précédemment, mais, au lieu de mettre directement en contact leurs faces intérieures, interposons entre ces deux faces une couche d'eau acidulée d'acide sulfurique ; établissons d'ailleurs au moyen d'un fil de cuivre la communication métallique de leurs faces extérieures. Nous disposerons à la fois d'une force electromotrice, résultant du contact de la rondelle de zinc avec le fil de cuivre, et d'une source d'énergie chimique résultant de l'attaque du zinc par l'eau acidulée, réaction en vertu de laquelle il y a dégagement d'hydrogène et formation de sulfate de zinc soluble; dans ces conditions nous obtiendrons un courant électrique allant du cuivre au zinc par le fil conducteur. Tel est le principe de la *pile de Volta* dans laquelle le cuivre remplit le rôle de *pôle positif* et le zinc celui de *pôle négatif*.

Considérons, en général, une chaîne de conducteurs solides et liquides, mis en contacts successifs et entre lesquels peuvent se produire des réactions exothermiques ; nous obtiendrons un courant électrique en réunissant par un fil métallique les deux conducteurs extrêmes. La force électromotrice d'une *pile hydroélectrique* ainsi constituée dépend des natures des divers corps mis en œuvre, mais elle est indépendante de leurs dimensions et de leurs formes. Le *volt*, ou unité pratique de force électromotrice, est sensiblement égal à la force électromotrice du corps voltaïque zinc cuivre plongeant dans l'eau acidulée; le couple Daniell, au sulfate de cuivre, a une force électromotrice de $1^{volt},08$; avec le couple Bunsen on obtient une force électromotrice de $1^{volt},85$.

Les piles *thermo-électriques* sont basées sur cette découverte de Siebeck, qu'un circuit fermé, obtenu au moyen de deux métaux soudés bout à bout, est parcouru par un courant si l'on chauffe une de ces soudures en maintenant l'autre à la température ordinaire. Considérons, par exemple, un anneau dont les deux moitiés soudées l'une à l'autre sont respectivement en cuivre et en fer; si nous portons ces deux soudures à des températures différentes et fixes, nous obtiendrons dans cet anneau un courant électrique allant du cuivre au fer par la soudure chaude. Dans les piles de cette nature, dont la puissance n'est jamais bien grande, c'est la chaleur dépensée qui se transforme en énergie électrique.

Pour les grandes applications industrielles de l'électricité on prend comme générateurs de courants les dynamos, machines rotatives qui font mouvoir des spires métalliques dans un champ magnétique créé par des aimants fixes ou temporaires. Ces machines sont actionnées par des moteurs à vapeur ou à gaz ; c'est alors une énergie mécanique que l'on transforme en énergie électrique.

Résistance des conducteurs.

En hydrodynamique, le débit de l'eau par un tuyau de conduite dépend, toutes choses égales d'ailleurs, de la résistance que ce tuyau oppose au passage du liquide. Analoguement l'intensité d'un courant électrique, pour une différence de potentiel donnée, dépend de la résistance que le fil conducteur oppose au passage de l'électricité.

Pour des conducteurs cylindriques de même métal et de diamètres différents, la résistance est d'autant plus grande que le diamètre est plus faible ; elle est d'ailleurs proportionnelle à la longueur du fil.

Chaque substance conductrice possède une résistance spécifique déterminée. Le cuivre et l'argent sont très conducteurs ; le fer offre une résistance spécifique beaucoup plus grande. L'unité pratique de résistance porte le nom *d'ohm* ; c'est la résistance d'une colonne de mercure ayant, à la température de la glace fondante, une section d'un millimètre carré et une longueur de 106 centimètres ; on obtient sensiblement cette même résistance avec un fil de cuivre rouge d'un millimètre de diamètre et de 50 mètres de longueur.

Ayant défini le *volt* unité de force électromotrice et *l'ohm* unité de résistance, il est facile de définir *l'ampère*, unité d'intensité du courant électrique. L'ampère est, en effet, l'intensité du courant que l'on obtient, avec une force électromotrice d'un volt, dans un conducteur ayant la résistance d'un ohm.

Les métalloïdes sont moins bons conducteurs que les métaux; il en est de même des liquides; les huiles essentielles sont généralement isolantes.

Effets chimiques des Courants.

Si, coupant vers son milieu le fil conducteur qui réunit les deux pôles d'une pile, on plonge ses extrémités dans un liquide non susceptible de les attaquer chimiquement et qui soit un corps composé conducteur de l'électricité, le passage du courant est accompagné d'un phénomène de décomposition chimique auquel on donne le nom *d'électrolyse*. C'est seulement autour des électrodes que le phénomène se manifeste ostensiblement. S'il s'agit, par exemple, d'une dissolution de sulfate de cuivre dans laquelle sont plongées deux lames de platine prises pour électrodes, on voit le cuivre se déposer sur *la cathode* ou électrode négative, tandis que l'oxygène et l'acide sulfurique se portent sur *l'anode* ou électrode positive.

La dépense d'énergie qu'exige une électrolyse est prélevée sur l'énergie totale du courant et diminue d'autant l'énergie disponible. Cette diminution d'énergie résulte du phénomène de la *polarisation des électrodes* qui engendre une *force contre-électro-motrice* détruisant en partie la force électro-motrice établie entre l'électrode positive et l'électrode négative. Si l'on produit, par exemple, la décomposition de l'eau par le courant en prenant des lames de plomb pour électrodes, on voit des bulles d'hydrogène se dégager autour de l'électrode négative tandis que l'oxygène attaquera la surface de l'électrode positive en formant une couche de peroxyde de plomb. Cette altération des surfaces produit entre les deux lames de plomb une différence de potentiel qui croît d'abord très vite, puis plus lentement, et atteint bientôt son maximum stationnaire. On peut constater par une expérience directe l'existence de cette force électromotrice de polarisation ou force contre-électromotrice; il suffit, pour cela, d'interrompre le courant de la pile et de relier les deux électrodes par un circuit extérieur contenant un galvanomètre; on constate ainsi la production d'un courant secondaire, allant extérieurement de la lame non oxydée à la lame oxydée et, par conséquent, traversant le liquide en sens contraire du courant principal que produisait la pile. L'utilisation des courants secondaires de cette nature constitue la base fondamentale *des accumulateurs* ou *piles secondaires* dont la découverte est due à Planté.

L'eau est le premier corps que l'on ait décomposé par la pile; c'est en 1800 que Carlisle et Nicholson ont obtenu le dégagement des gaz oxygène et hydrogène autour des deux électrodes plongées dans l'eau. En employant ensuite le petit appareil auquel Faraday a donné le nom de *voltamètre*, on a pu constater qu'il se dégage 2 volumes d'hydrogène contre un seul volume d'oxygène; on a fait ainsi l'analyse de l'eau. Quelque grande que soit la distance des électrodes, c'est toujours séparément, l'hydrogène au pôle négatif et l'oxygène au pôle positif, que les éléments gazeux se dégagent. Pour expliquer ce remarquable phénomène, on a supposé tout d'abord que les gaz cheminaient dans l'eau, respectivement transportés par des électricités contraires; puis on a renoncé à cette hypothèse du transport des éléments en acceptant une ingénieuse théorie de Grotthus proposée en 1805. Dans cette théorie, on considère une file de molécules d'eau placée entre les deux électrodes; chacune de ces molécules comprend deux atomes d'hydrogène, électrisés positivement, et un atome d'oxygène électrisé négativement; l'électrode négative attire à elle l'hydrogène de la molécule la plus voisine (hydrogène qui se dégage), et repousse son oxygène qui se combine avec l'hydrogène de la molécule suivante; l'oxygène de celle-ci se combine avec l'hydrogène de la molécule suivante, et ainsi de suite jusqu'à la dernière molécule de la file, dont l'oxygène devenant libre se dégage sur l'électrode positive. Cette explication s'applique sans difficulté à tous les composés binaires, notamment aux oxydes alcalins, aux acides oxygénés ou hydrogénés, aux composés binaires métalliques. Elle s'étend aussi à l'électrolyse des sels métalliques, soit directement, si l'on regarde le sel comme composé d'un métal et d'un radical comprenant l'acide et l'oxygène de la base, soit en faisant intervenir les éléments de l'eau, si l'on regarde le sel comme formé d'un acide uni à une base.

Si, au lieu de traverser une seule dissolution, le courant en traverse plusieurs, séparées entre elles par des cloisons poreuses, on constate qu'il y a réellement transport de certains éléments, transport généralement explicable par le mécanisme des décompositions et recompositions successives.

Voici une intéressante expérience due à Davy. Prenons trois vases A, B, C, contenant, le premier une dissolution de sulfate de potasse et les deux autres de l'eau distillée. Colorons les liquides de ces trois vases avec du sirop de violette, qui jouit de la propriété d'être verdi par les bases et rougi par les acides. Faisons communiquer le vase intermédiaire, B, avec chacun des deux vases extrêmes au moyen d'un conducteur humide, soit une mèche de coton mouillée, soit un tube en siphon rempli d'eau. Introduisons enfin les deux électrodes d'une pile, l'une dans le liquide du vase A et l'autre dans celui du vase C. Aussitôt que le courant s'établit, la potasse apparaît autour de l'électrode négative en verdissant le sirop de violette, tandis que l'acide sulfurique vient entourer l'électrode positive en rougissant la liqueur.

Dans le vase intermédiaire B, le liquide conserve sa couleur normale, bien qu'il soit traversé, dans le sens de A en C, soit par la base du sel, soit par son acide, suivant que le vase A a reçu l'électrode positive ou l'électrode négative.

On obtiendrait un phénomène tout différent si l'on remplaçait les conducteurs humides, qui font communiquer le vase intermédiaire B avec les deux vases extrêmes, par des conducteurs métalliques. Ces derniers se comporteraient, en effet, comme des électrodes, en sorte que l'on électrolyserait séparément chacun des liquides des trois vases, sans obtenir aucun phénomène de transport d'un vase à l'autre.

Les courants peuvent modifier les liquides organiques. Brandt a constaté que l'albumine d'un œuf se coagule au pôle positif seulement; Brugnatelli a obtenu dans les mêmes conditions la coagulation du sang. En faisant passer un courant dans une dissolution d'opium, Peltier a obtenu des flocons de morphine au pôle négatif et de l'acide méconique au pôle positif. La plupart des sels à base organique ou à acide organique peuvent être électrolysés.

On peut aussi obtenir au moyen des courants la séparation des principes immédiats des végétaux. Davy, en faisant passer un courant à travers une feuille de laurier, a obtenu de l'acide cyanhydrique au pôle positif et un mélange de matière verte, de résine et de chaux au pôle négatif.

Si l'on soumet un fragment de muscle à l'action prolongée d'un courant continu suffisamment intense, en faisant plonger ses deux extrémités dans deux vases remplis d'eau distillée, on obtient la décomposition des sels qu'il renferme ; les alcalis se déposent dans le vase négatif et les acides dans le vase positif ; on voit la partie charnue du muscle se dessécher et se durcir. Une électrolyse analogue se produit sur la matière vivante ; Davy ayant fait communiquer les deux vases recevant respectivement les électrodes d'une pile, au moyen de ses doigts préalablement bien lavés à l'eau distillée, a obtenu des acides dans le vase positif et des alcalis dans le vase négatif. On sait aujourd'hui qu'il suffit d'appliquer les électrodes sur deux points du corps et de faire passer le courant pour décomposer les sels contenus dans les liquides de l'organisme, les acides se portant au pôle positif et les bases au pôle négatif ; les actions locales du courant sont manifestes aux points d'application des deux électrodes, où l'on voit se former des *eschares*, l'une positive, comparable à celles que produisent les acides et le feu, l'autre négative, comparable à celles que produisent les alcalis ; après la chute de l'eschare positive, on obtient une cicatrisation dure et rétractile, tandis qu'une cicatrisation molle et peu rétractile se produit après la chute de l'eschare négative ; ces effets locaux sont d'autant plus intenses, toutes choses égales d'ailleurs, que les surfaces d'application des électrodes sont plus petites.

Dans l'électrolyse d'une simple dissolution saline, les effets chimiques du courant ne se manifestent, ainsi que nous l'avons déjà dit, qu'aux points d'application des électrodes métalliques ; c'est seulement sur ces électrodes qu'apparaissent les produits de la décomposition saline ; aucune transformation ne se manifeste au sein du liquide intermédiaire, qui reste, pour ainsi dire, indemne. En serait-il encore de même si la dissolution saline homogène était remplacée par un système de liquides différents les uns des autres, qui, ne se mélangeant pas ensemble, présentent des surfaces de séparation assez nettes? La réponse à cette question doit être négative d'après l'expérience suivante faite par M. le professeur Weiss et décrite par lui dans la *Revue des Sciences pures et appliquées,* du 5 février 1890. On verse dans le fond d'un tube en U, maintenu vertical, une solution de gélatine contenant du chlorure de sodium ; on remplit ensuite les deux branches du tube avec de l'eau albumineuse qui ne se mélange pas à la gélatine; on fait enfin passer un courant électrique dans ce système liquide au moyen de deux électrodes métalliques plongeant légèrement dans l'eau albumineuse en haut des deux branches du tube en U. On voit alors l'albumine se coaguler à la surface de séparation du côté du pôle positif, tandis qu'elle se dissout complètement du côté du pôle négatif. Par conséquent, *l'action chimique d'un courant peut se manifester à la surface de séparation de deux substances non métalliques.* C'est là une observation d'une grande importance physiologique, qui paraît confirmer cette opinion, émise en 1861 par Ciniselli, qu'un circuit organique, nécessairement hétérogène, traversé par un courant continu, deviendrait, dans toute sa longueur, le siège de modifications plus ou moins profondes ; les effets chimiques du courant, au lieu de se confiner exclusivement aux points d'application des électrodes, se produiraient aussi sur les tissus intermédiaires. S'il en est ainsi, un courant continu passant par deux électrodes appliquées en deux points du corps d'un homme ou d'un animal doit produire, indépendamment des effets locaux avoisinant les électrodes, une modification des tissus, c'est-à-dire une électrolyse des muscles, sur tout son trajet. C'est l'étude de cette question longtemps controversée, étude faite en suivant la voie déjà largement ouverte par les travaux de M. le professeur Weiss, qui constitue l'objet principal de cette thèse.

Des phénomènes de transport de diverses substances par les courants peuvent se produire à travers les tissus vivants. Rappelons à ce sujet l'expérience suivante de MM. Vergnès et Poey. Un homme qui a absorbé comme médicaments certaines substances métalliques est assis, sur un banc de bois, dans une baignoire reposant sur des supports isolants et remplie d'eau légèrement acidulée ; il tient d'une main l'électrode positive d'une batterie de piles dont l'électrode négative plonge dans l'eau de la baignoire ; en faisant passer le courant, on constate bientôt que les substances métalliques sont extraites de l'organisme et viennent se déposer sur les parois de la baignoire.

Inversement, on peut se servir du courant électrique pour introduire diverses substances dans la profondeur de l'organisme ; prenons, par exemple, pour électrode positive une lame de platine posée sur un linge imbibé d'une solution d'iodure de potassium et appliqué sur la peau et adoptons comme électrode négative un faisceau d'aiguilles enfoncées dans les tissus par le procédé de l'acupuncture ; nous pourrons bientôt constater sur ces aiguilles la présence de l'iode, transporté à travers les tissus par le courant électrique. L'avenir réserve sans doute à ces phénomènes de transport quelques précieuses applications thérapeutiques.

Effets physiologiques des Courants.

On connaît depuis longtemps l'aptitude des courants électriques pour produire sur l'organisme animal des contractions musculaires, des sécrétions, des mouvements du cœur et autres phénomènes analogues à ceux que peut produire aussi l'influence nerveuse. Ces analogies sont si grandes qu'elles semblent autoriser l'hypothèse, fantaisiste en réalité, de l'identité du fluide électrique avec le fluide nerveux.

Les contractions musculaires, dont l'observation a été mise à profit pour l'étude de l'électrolyse des muscles, s'obtiennent en faisant parcourir les nerfs par le courant électrique dans le sens de leur longueur. Elles ne se manifestent qu'au moment de la fermeture d'un courant marchant dans le sens de la ramification des nerfs, et qu'au moment de la rupture d'un courant marchant en sens inverse de la ramification. On n'observe aucune contraction pendant qu'un courant continu passe, dans un sens ou dans l'autre, avec une intensité constante.

CHAPITRE II

ÉLECTROLYSE DES MUSCLES

Méthodes à employer.

Si le passage d'un courant à travers un muscle gastrocnémien d'une grenouille produit réellement l'électrolyse du tissu sur tout son trajet, on peut recourir à deux méthodes, pour constater l'altération du muscle. La première méthode consiste à mettre en œuvre la contractilité du muscle électrolysé, pour vérifier que cette contractilité a été sensiblement amoindrie, sinon complètement détruite.

La seconde méthode consiste à faire des coupes en travers et en long du tissu musculaire, et à soumettre les coupes à l'examen microscopique pour vérifier que la structure du tissu a subi des modifications sérieuses.

Ces deux méthodes ont été imaginées et employées par M. le professeur Weiss, qui a bien voulu, non seulement nous les indiquer, mais encore nous autoriser à les employer dans son laboratoire de la Faculté. C'est grâce à ses encouragements bienveillants et à ses précieux conseils, que nous avons pu consacrer nos constants efforts à faire quelques pas dans la voie qu'il a savamment tracée. Qu'il nous soit permis de lui en exprimer ici notre profonde gratitude.

Altération de la contraction des muscles.

Prenant une grenouille vivante, nous commençons par électrolyser les muscles d'une de ses pattes inférieures. A cet effet, nous faisons passer dans une patte, pendant un temps déterminé, un courant continu d'une intensité déterminée. La disposition des appareils est assez simple. Le courant continu est fourni par une batterie de piles Gaiffe attelées en tension ; les deux pôles de cette batterie sont respectivement mis en communication avec l'extrémité inférieure de la patte et avec un point quelconque du tronc de la grenouille ; un galvanomètre shunté est intercalé dans le circuit, pour mesurer l'intensité du courant ; on intercale également dans le circuit une boîte de résistance qui permet de faire prendre au courant, d'une manière précise, l'intensité qu'on veut lui donner. Nous avons ainsi, dans toute une série d'expériences, donné à nos courants des intensités comprises entre 1/5 de milliampère et 5 milliampères, en les faisant agir pendant des durées comprises entre une minute et cinq minutes. Après avoir subi dans ces conditions l'action du courant continu, la grenouille est délivrée et remise pour quelque temps dans son aquarium.

Il s'agit ensuite de comparer la contractilité du gastrocnémien de la patte électrolysée avec celle du gastrocnémien de l'autre patte. On commence par tuer la grenouille en la piquant au bulbe ; on détruit aussi profondément que possible la moelle rachidienne, afin que celle des électrodes qui sera appliquée sur le tronc ne puisse pas mettre en œuvre les cellules nerveuses motrices des membres inférieurs ; l'autre électrode sera appliquée au tendon inférieur du muscle gastrocnémien préalablement découvert et libéré de son insertion. L'installation du laboratoire est un peu plus compliquée que dans le cas précédent. Le but à atteindre consiste à faire passer dans le muscle un courant interrompu fourni par le circuit secondaire d'un transformateur analogue à une bobine d'induction, et d'enregistrer graphiquement les contractions musculaires. Ce graphique doit s'obtenir sur la surface d'un cylindre horizontal tournant autour de son axe avec une vitesse uniforme ; ce cylindre est recouvert d'une feuille noircie au noir de fumée ; sa rotation est commandée, au moyen d'une transmission par courroie et poulies, par un petit moteur électrique. On fait arriver au contact de la couche de noir de fumée, la pointe d'un style, porté par un petit chariot, qui lui imprime un mouvement de translation lent et uniforme, parallèlement à l'axe du cylindre. S'il ne recevait pas d'impulsions provenant des contractions musculaires de la grenouille, le style tracerait sur le cylindre une hélice régulière à faible pas ; mais comme le style, qui peut tourner sur un pivot vertical, est relié par un fil au muscle gastrocnémien de la grenouille, fixée elle-même sur une planchette de liège solidaire du chariot qui porte le style, chaque contraction du muscle imprime à ce style un brusque mouvement horizontal de va-et-vient qui s'inscrit sur le cylindre enregistreur. Il ne nous reste plus qu'à indiquer comment on produit le courant primaire dans la bobine d'induction ; ce courant, qui provient d'une batterie de piles au sulfate de zinc, doit être soumis à des interruptions périodiques et courtes ; à cet effet, on introduit dans le circuit un petit levier interrupteur qu'une came soulève un instant à chaque tour d'une roue mobile dont la rotation est commandée, au moyen de pignons, par celle du cylindre enregistreur. Ajoutons, enfin, que le fonctionnement de la bobine d'induction est amélioré par l'emploi d'un condensateur dont le rôle est analogue à celui du condensateur de la bobine de Ruhmkorff.

Nous avons pu obtenir ainsi une série de graphiques très intéressants, comme il n'est ni utile ni possible de les reproduire tous dans cette thèse, nous nous bornerons à en présenter quelques-uns.

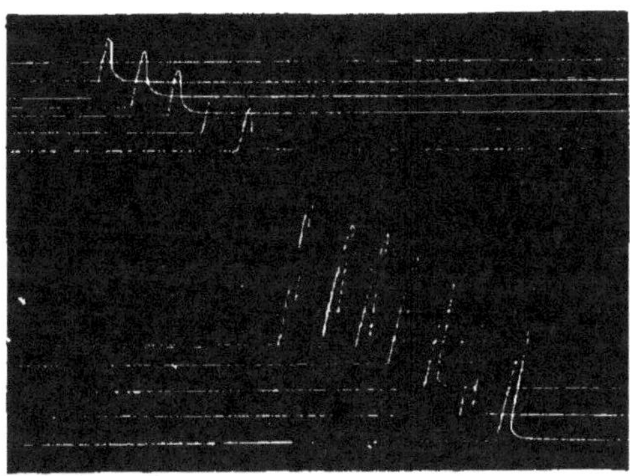

Fig. 1.

La figure 1 contient deux graphiques qui représentent respectivement les contractions des deux muscles gastrocnémiens d'une grenouille rousse. La patte droite inférieure avait été préalablement soumise pendant une minute et demie à l'action d'un courant descendant de 2 milliampères; nous avions sacrifié l'animal vingt minutes après, pour procéder à l'étude de la contractilité musculaire. Le graphique supérieur qui correspond au gastrocnémien droit indique des contractions très faibles, tandis que le graphique inférieur, qui correspond au gastrocnémien gauche, indique des contractions beaucoup plus énergiques.

Par conséquent *le muscle traversé par un courant continu a subi une altération qui l'a rendu beaucoup moins contractile.*

Il est évident que l'altération électrolytique d'un muscle est une fonction croissante de deux variables indépendantes qui sont l'intensité du courant et la durée de son passage. Nous avons essayé d'apprécier les importances relatives de ces deux facteurs d'une électrolyse. Voici quatre figures contenant chacune les deux graphiques correspondant aux contractions musculaires des deux gastrocnémiens d'une grenouille rousse, l'un de ces deux muscles ayant été seul électrolysé. Une survie de vingt-quatre heures, après l'électrolyse, a été laissée à chacune des grenouilles soumises aux expériences. L'intensité du courant électrolyseur et la durée de son application ont été les suivantes :

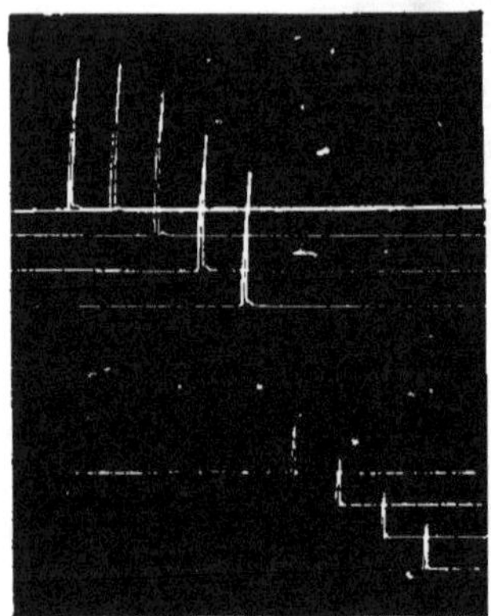

Fig. 2.

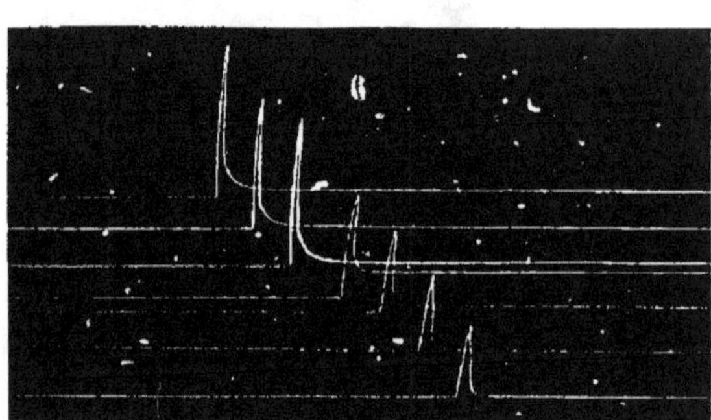

Fig. 3.

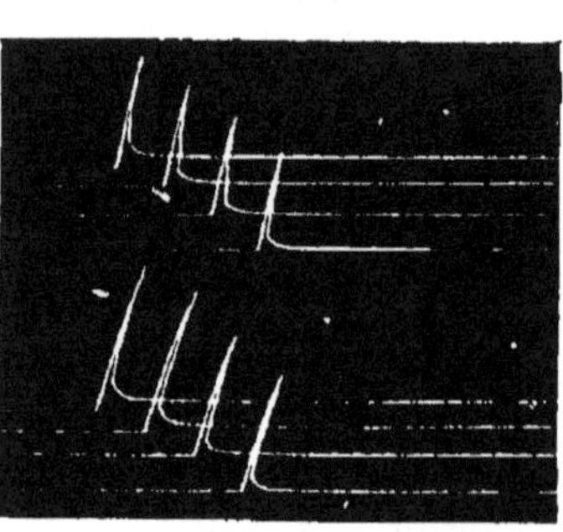

Fig. 4.

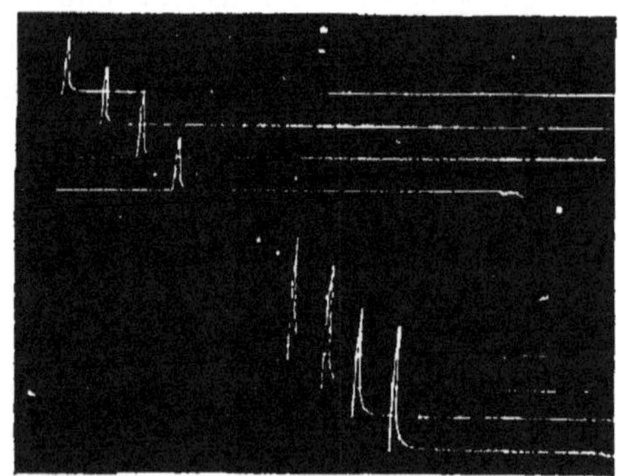

Fig. 5.

Fig. 2. — Intensité de 3 milliampères, durée d'une minute.
Fig. 3. — Intensité de 1 milliampère, durée de trois minutes.
Fig. 4. — Intensité de 1 milliampère, durée de cinq minutes.
Fig. 5. — Intensité de 1 milliampère, durée de neuf minutes.

Les effets obtenus par les courants de 2 milliampères (fig. 1) et de 3 milliampères (fig. 2) agissant respectivement pendant les courtes durées de 1 minute 1/2 et 1 minute, sont plus saillants que ceux qu'a donnés le courant de 1 milliampère agissant pendant *3, 4* et *9* minutes, (fig. 3, 4, 5). Par conséquent le facteur *intensité* paraît plus important que le facteur *durée;* l'influence de ce dernier se manifeste surtout par la comparaison de la figure 5 avec les figures 3 et 4. En résumé, *il y a influence de l'intensité du courant et influence de sa durée, avec prédominance sensible de la première*; c'est là une conclusion que nous ne pouvons pas préciser davantage.

La recherche d'une formule précise présenterait des difficultés excessives, sinon insurmontables. Il faudrait, en effet, que les grenouilles destinées aux expériences comparatives fussent, pour ainsi dire, homogènes entre elles, et que l'on opérât dans des conditions ambiantes toujours identiques. On pourrait, il est vrai, rechercher des résultats comparatifs en soumettant respectivement à deux électrolyses différentes les deux muscles gastrocnémiens d'une même grenouille; mais les deux graphiques des contractions présenteraient des différences beaucoup moins grandes que lorsqu'une des deux pattes est restée indemne, en sorte que l'hétérogénéité primitive (très fréquente) des deux pattes deviendrait un obstacle tout aussi grand que peut l'être, dans la méthode que nous avons suivie, l'hétérogénéité de deux grenouilles convenablement choisies.

Quoi qu'il en soit, nos expériences confirment, en les complétant sur quelques points, les résultats que M. le professeur Weiss avait indiqués en 1890 d'après ses propres expériences sur l'électrolyse des muscles. C'est bien une action désorganisante du courant sur le muscle, et non la fatigue de cet organe, qui atténue et peut aller jusqu'à détruire sa contractilité. La figure 6, que nous croyons utile d'ajouter aux précédentes, indique une contractilité presque détruite par l'action d'un courant de 3 milliampères ayant duré 5 minutes, sans que la survie de 24 heures laissée à la grenouille ait pu rétablir cette contractilité.

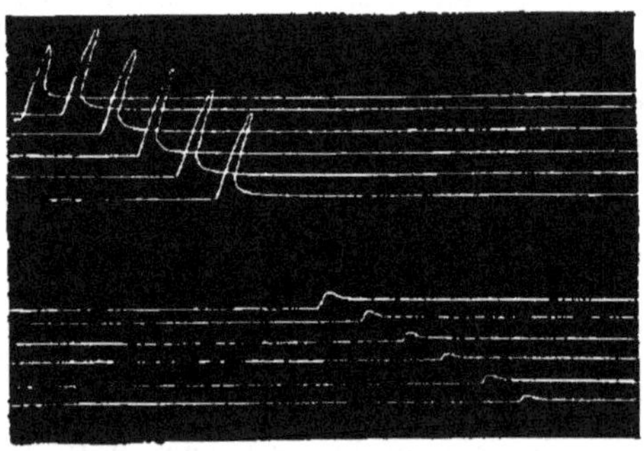

Fig. 6.

L'altération d'un muscle résultant de son électrolyse par un courant continu peut, d'autre part, être bien constatée par l'examen microscopique. M. Weiss a publié dans la *Revue générale des sciences pures et appliquées* du 15 février 1890, deux dessins à la chambre claire qu'il est utile de reproduire ici.

Le premier (fig. 7) représente une coupe en travers d'un gastrocnémien de grenouille électrolysé, en plusieurs séances de cinq minutes, séparées entre elles par des intervalles de cinq à six jours, au moyen d'un courant de 2 milliampères. Les fibres musculaires, au lieu d'être presque accolées les unes aux autres comme sur le muscle normal, sont séparées ;

ces fibres présentent entre elles de grandes différences de forme et de volume; le tissu conjonctif interfasciculaire a pris un grand développement.

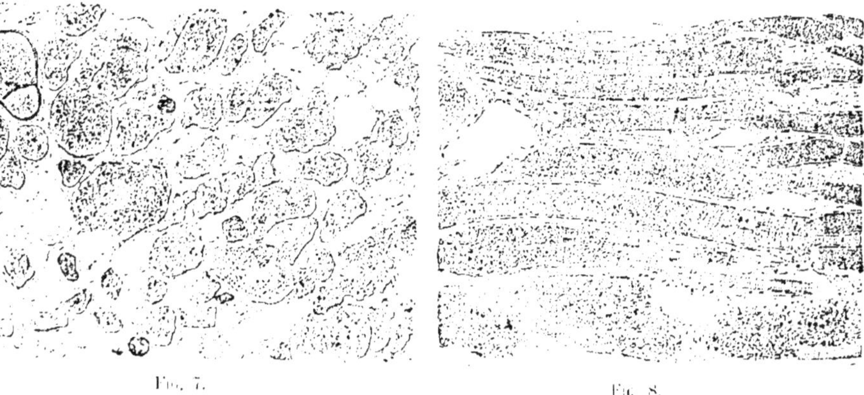

Fig. 7. Fig. 8.

La figure 8, qui représente une coupe en long du muscle électrolysé, montre que ce muscle s'est fragmenté. M. Weiss a constaté la disparition de la striation transversale des muscles qui deviennent plus transparents. La fragmentation d'un muscle peut aller assez loin pour qu'il soit réduit en granulation.

Conclusions.

En résumé, l'étude myographique de la contractilité et l'examen microscopique de la structure d'un muscle que l'on a fait traverser par un courant continu conduisent l'une et l'autre à cette conclusion que *le muscle est électrolysé au détriment de sa structure normale sur tout le trajet du courant*. La désorganisation de cet organe est d'autant plus grande que le courant électrique a été plus intense et qu'il a agi plus longtemps.

Ce sont là des faits précis dont on peut avoir à tenir compte lorsque l'on emploie le courant électrique dans certaines opérations chirurgicales.

S'il s'agit de faire l'électrolyse linéaire d'un rétrécissement de l'urèthre, l'électrode négative (qui produit l'eschare la plus favorable), doit évidemment être appliquée au niveau même de ce rétrécissement pour exercer son action locale ; quant à l'électrode positive, (à laquelle il convient toujours de donner une large surface de contact avec la peau du malade pour éviter la formation d'une eschare inutile) il serait indifférent de l'appliquer sur tel ou tel autre point du corps si l'on n'avait pas à redouter l'action désorganisante du courant sur tout son trajet intérieur ; mais, du moment que ce danger existe, il convient d'en atténuer autant que possible les inconvénients par un choix judicieux du point d'application de l'électrode positive. Peut-être serait-il prudent, dans certains cas, de ne pas prendre ce point d'application sur l'abdomen.

Dès l'année 1883 le docteur Apostoli a préconisé l'électrolyse utérine pour la guérison de certaines maladies telles que la métrite chronique et l'endométrite. Il a insisté en même temps sur la contre-indication de l'emploi de cette méthode lorsqu'il y a des lésions dans les annexes de l'utérus.

Notre éminent maître, M. le docteur Le Blond, aux côtés duquel nous avons travaillé dans l'exercice de nos fonctions d'interne à Saint-Lazare, a fait d'importantes applications de l'électrolyse utérine qui, à son avis, pourrait dans bien des cas remplacer avantageusement le curetage. Ces appplications ont largement confirmé l'existence déjà connue des propriétés antiseptiques du courant galvanique, qui détruit tous les microbes pathogènes résidant soit sur la surface de la muqueuse utérine, soit sur la surface du vagin.

Nous avons eu nous-même l'occasion de pratiquer l'électrolyse dans des cas où l'infection de l'utérus s'étendait jusqu'à ses annexes inclusivement ; nous n'avons jamais dépassé une intensité de 25 milliampères et une durée de cinq minutes ; dans ces conditions, la première séance était presque toujours suivie de douleurs assez vives dans toute la région abdominale ; au bout de trois ou quatre séances les douleurs ne se produisaient plus. N'est-il pas vraisemblable que ces douleurs générales, au début du traitement, soient dues à l'action chimique du courant sur toutes les parties malades qu'il rencontre dans son parcours, et que la disparition ultérieure de ces douleurs soit due aux effets antiseptiques que ce courant produit aussi sur tout son parcours ? C'est là un point de vue qui s'harmoniserait parfaitement avec les résultats des recherches de M. le professeur Weiss. Nous nous proposons de consacrer nos efforts à une étude plus approfondie de cette intéressante question

CHAPITRE III

COURANTS ALTERNATIFS NON ÉLECTROLYSEURS

Lorsque l'on décompose l'eau par l'action d'un courant continu en faisant usage d'électrodes de platine, on voit l'oxygène se dégager sur l'électrode positive et l'hydrogène sur la négative; en renversant le sens du courant, on permute, pour ainsi dire, les natures des électrodes et, par conséquent, celle des dégagements gazeux. Imaginons que les changements de sens du courant se succèdent avec une fréquence régulière, de manière à produire ce que l'on appelle un courant alternatif, les dégagements gazeux deviendront impossibles; si l'on suppose, en effet, que des molécules d'oxygène et d'hydrogène à l'état naissant se présentent ensemble sur une électrode, elles se combineront nécessairement pour reconstituer l'eau décomposée. Par conséquent un courant alternatif n'est pas électrolyseur.

Ajoutons que l'inertie électrolytique d'un tel courant n'est complète et absolue que si l'égalité d'énergie électrique est parfaite entre deux courants consécutifs de sens contraires. Faisons un tracé graphique en prenant le temps pour abscisse et l'intensité du courant pour ordonnée; nous obtiendrons, pour représenter un courant alternatif, une courbe ondulatoire oscillant de part et d'autre de l'axe des abcisses (fig. 9);

il y aura équivalence d'énergie électrique entre les courants de sens contraires si les parties supérieures de la courbe sont superposables à ses parties inférieures ; il en est ainsi, notamment lorsque la courbe est une sinusoïde ou, en d'autres termes, lorsque le courant alternatif est sinusoïdal. On peut obtenir directement des courants de ce genre au moyen de certaines dynamos qui ont reçu le nom d'alternateurs et sont surtout destinées à des usages industriels.

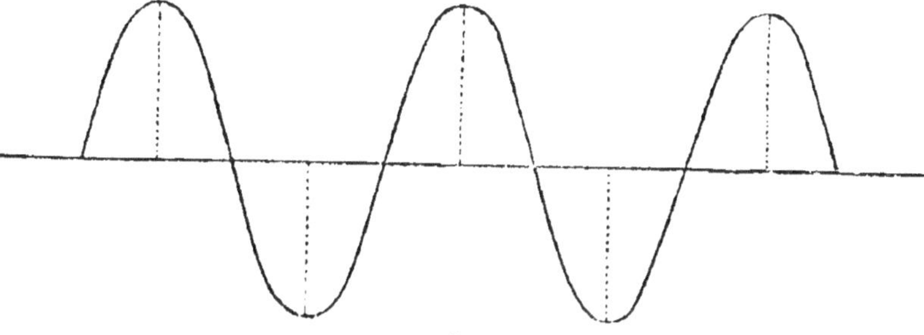

Fig. 9.

C'est ordinairement à la bobine d'induction de Ruhmkorff que l'on fait produire les courants alternatifs, appelés aussi courants *faradiques*, destinés aux usages thérapeutiques. Cette bobine contient un circuit *primaire* à gros fil composé de plusieurs spires, dans lequel s'enchevêtre un circuit *secondaire*, à fil de très petit diamètre, composé de spires beaucoup plus nombreuses ; le circuit primaire est desservi par le courant d'une pile, auquel on donne de fréquentes intermittences au moyen d'un trembleur qui l'interrompt et le rétablit périodiquement ; ce courant variable et saccadé développe par induction dans le circuit secondaire un autre courant variable, ayant moins d'intensité et plus de tension que le premier et que l'on considère comme un courant alternatif. Il est incontestable que le courant induit est oscillatoire, mais il ne présente pas la symétrie nécessaire pour supprimer complètement l'action électrolytique.

La théorie démontre bien l'égalité des quantités d'électricité induites dans le second circuit pendant une période d'ouverture et pendant une période de fermeture du circuit primaire ; mais il faut remarquer qu'au moment de la rupture ce dernier courant se prolonge un instant, sous forme d'extra-courant, par une étincelle qui s'élance sur l'interrupteur, et c'est là un inconvénient que peut seulement atténuer, sans le faire disparaître, l'ingénieux emploi d'un condensateur imaginé par l'illustre Fizeau. Le courant induit présente nécessairement quelques dissymétries.

Il est évidemment intéressant et utile de pouvoir transformer un courant continu en un courant alternatif doué d'une symétrie assez parfaite pour le dénuer de toute aptitude électrolytique. M. Félix Lucas, ingénieur en chef des Ponts et Chaussées et auteur d'un important *Traité théorique et pratique d'électricité*, est arrivé à la solution du problème dont il s'agit en imaginant le *transformateur-inverseur* dont voici le principe.

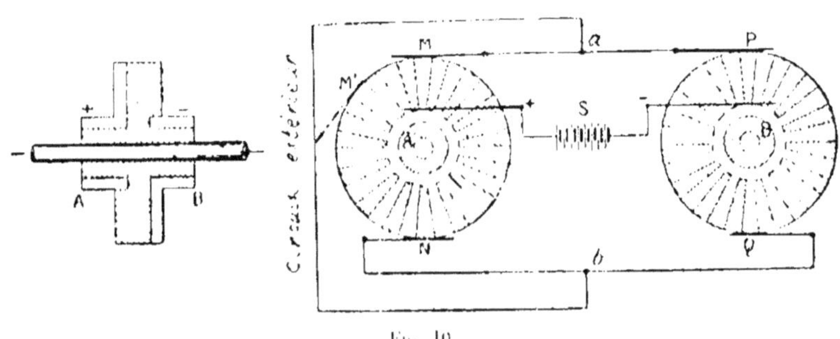

Fig. 10.

Considérons deux roues de cuivre, *A* et *B*, identiques entre elles (fig. 10) et montées avec isolement sur un arbre métallique *X Y*. Chacune d'elles se compose d'un moyeu cylindrique portant vers l'une de ses extrémités un nombre quelconque de rayons ou secteurs (quinze, par exemple), faisant entre eux des angles égaux et laissant entre eux des secteurs vides égaux aux pleins. Ces deux roues ont des orientations antagonistes, c'est-à-dire que, parallèlement à l'axe de rotation, il y a correspondance entre les secteurs pleins de l'une et les secteurs vides de l'autre. Une pièce d'ébonite, interposée entre les deux roues, projette des saillies qui viennent remplir leurs secteurs vides ou entre rayons, et isole, d'autre part, leurs moyeux de cuivre de l'arbre métallique *X Y*. Les deux roues de cuivre et la pièce d'ébonite ainsi disposées forment ensemble une large roue, munie de deux moyeux de cuivre en saillie, *A* et *B*, et dont la surface cylindrique, soigneusement tournée, présente à droite comme à gauche, une succession régulière de parties en cuivre et de parties en ébonite, tandis que l'ébonite intervient seule au milieu.

Cela posé, reportons-nous au schéma des connections (fig. 10) dans lequel les deux roues, cuivre-ébonite, sont représentées de face et posées sur un même plan. Les secteurs munis de hachures représentent l'ébonite, tandis que les secteurs intermédiaires représentent les rayons de cuivre. L'antagonisme des orientations des deux roues est nettement indiqué sur cette figure. Deux balais frotteurs, diamétralement opposés, *M* et *N*, desservent la première roue ; la seconde est de même desservie par les balais *P* et *Q* ; des communications métalliques *a* et *b* sont respectivement établies, d'une part, entre les balais *M* et *N* et, d'autre part, entre les balais *P* et *Q* ; le circuit extérieur s'établit entre *a* et *b*. Le courant continu fourni par la source *S* (dynamo ou batterie d'accumulateurs) est envoyé aux moyeux *A* et *B* par deux balais frotteurs, respectivement positif et négatif.

Le jeu de la machine est facile à comprendre. Lorsque les

roues sont dans les positions indiquées sur la figure, le balai M, qui touche une surface de cuivre, reçoit l'électricité positive de la source, tandis que le balai N, en contact avec l'ébonite, ne reçoit rien ; d'autre part, le balai Q, touchant une surface de cuivre, reçoit l'électricité négative de la source, tandis que le balai P, touchant l'ébonite, ne reçoit rien ; les bornes positive et négative de la source S se trouvent ainsi reportées respectivement en a et b, en sorte que, dans le circuit extérieur, le courant doit aller de a en b. Supposons maintenant que les deux disques aient tourné simultanément de la fraction de tour nécessaire pour que, sur chacune des roues, il y ait permutation entre le cuivre et l'ébonite (cette rotation doit être, par exemple, d'un trentième de tour si, comme cela est indiqué dans la fig. 10, chacune des roues porte quinze rayons de cuivre); en raisonnant comme ci-dessus, nous verrons que les bornes positive et négative de la source S seront respectivement reportées en b et a, en sorte que, dans le circuit extérieur, le courant ira de b en a, sens opposé à celui que nous obtenions précédemment. Lorsque les quatre balais M, N, P, Q, se trouvent en contact avec des génératrices, séparatrices du cuivre et de l'ébonite, le courant de la pile se trouvera fermé en courts circuits de M en P et de N en Q, en sorte qu'aucun courant ne passera dans le circuit extérieur. On voit ainsi qu'il suffit de faire tourner l'appareil avec une vitesse uniforme pour recueillir un courant alternatif dans le circuit extérieur ; si l'on désigne par n le nombre des rayons de cuivre de l'une des roues, et par N le nombre de tours que l'appareil fait par seconde, le nombre des inversions du courant extérieur par seconde est $2\,Nn$ et la durée de la période est de $\frac{1}{Nn}$. La source génératrice S débite, d'ailleurs, l'électricité sans interruption pendant que l'appareil tourne et que l'on capte extérieurement un courant alternatif de grande fréquence.

Pour bien faire connaître la nature du courant alternatif ainsi obtenu, représentons-le graphiquement en prenant le temps pour abscisse et l'intensité du courant pour ordonnée. En supposant les courts-circuits rigoureusement instantanés, on obtient la ligne brisée oscillante que représente la Fig. 11. L'ordonnée maximum de cette ligne est égale à l'intensité du courant continu débité par la source S ; elle représente aussi l'intensité moyenne du courant alternatif.

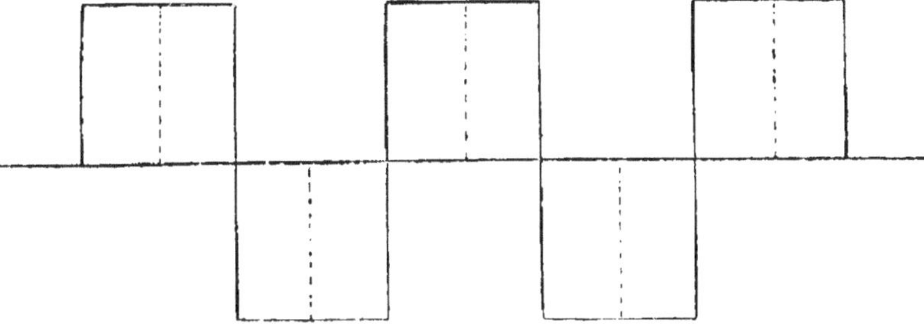

Fig. 11.

Les parties supérieures du graphique sont superposables aux parties inférieures, en sorte qu'il y a complète équivalence d'énergie électrique entre les courants de sens contraires. Comme les courts-circuits, que nous avons supposés instantanés pour obtenir ce graphique, ont en réalité des durées appréciables quoique relativement très courtes, il en résulte que, dans la pratique, les parties verticales du tracé reçoivent des inclinaisons légères, sans que cette petite modification de la figure empêche les parties inférieure et supérieure du graphique de rester parfaitement superposables.

Un habile constructeur bien connu, M. Chazal, a récemment consacré ses efforts à la construction de ce *transformateur-alternateur*, dans des conditions de simplicité et d'économie qui rendront son emploi facile et pratique pour les usages médicaux. L'opérateur pouvant faire varier à son gré la vitesse de rotation de l'appareil, dispose, par cela même, de la fréquence (nombre des inversions par seconde) du courant alternatif qu'il veut obtenir.

Avec des courants de cette nature, on n'aura à redouter aucune action chimique au contact des électrodes avec le corps du malade ni, à fortiori, dans les organes traversés par le courant. C'est là un précieux avantage lorsque le traitement électrique n'a pour but que de produire des excitations, soit, par exemple, dans le cas d'une électrisation consécutive à des atrophies résultant d'une immobilisation exigée pour la consolidation d'une fracture.

En envoyant le courant dans le circuit primaire d'une bobine transformatrice, analogue à la bobine de Ruhmkorff mais dépourvue d'interrupteur, on peut obtenir par induction dans le circuit secondaire un courant alternatif de haute tension, sans aucune dissymétrie, dont nous nous proposons d'étudier l'application à la production des précieux rayons X.

CONCLUSIONS

Nos conclusions ont été déjà énoncées dans les précédents chapitres, nous n'avons donc ici qu'à les résumer.

1° L'application d'un courant continu au corps humain produit indépendamment des altérations locales aux points d'application des électrodes, des effets d'électrolyse sur tout son parcours.

2° Le muscle traversé par un courant continu est altéré dans sa substance et perd plus ou moins complètement sa contractilité. La désorganisation du tissu étant d'autant plus sérieuse que le courant est plus intense et qu'il a duré plus longtemps, c'est à l'intensité qu'il faut attribuer la prédominance.

3° Il peut importer, dans certaines interventions électro-chirurgicales, de déterminer rationnellement les positions à donner aux deux électrodes pour éviter que l'action chimique du courant ne s'exerce sur d'autres parties que celles qu'il s'agit d'atteindre.

4° On peut éviter tout effet électrolytique lorsque l'on fait usage d'un courant alternatif, pourvu que la forme de ce courant soit parfaitement symétrique. L'alternateur-inverseur que nous avons décrit et dont nous nous proposons de continuer l'étude pourra être utilement employé pour obtenir le courant dont il s'agit.

BIBLIOGRAPHIE

APOSTOLI. — *Nouveau traitement des fibromes de l'utérus,* lecture faite le 29 juillet à l'Académie des Sciences. Comptes rendus et thèse Carlet. — *Sur un nouveau traitement électrique des périmétrites.* Comptes rendus Congrès de Copenhague, vol. II, p. 141. — *Sur le traitement électrique des tumeurs fibreuses de l'utérus. Statistique complète et réflexions sur tous les cas traités de Juillet 1882 à Juillet 1887.* Assoc. méd. Britannique. Congrès de Dublin, août 1887. Bull. gén. de thérap. 15 août. — *Sur les applications nouvelles du courant continu à la gynécologie.* Commun. faite à la Soc. méd. de Rouen, 14 mars. Normandie médicale, avril, et Gaz. de gyn. 15 août. — *Sur un nouvel excitateur en charbon, double ou bipolaire,* instrument avec note explicative présenté à l'Académie de Médecine, le 15 janvier 1887. Gaz. des hôpitaux, 20 janvier. — *Polémique Althaus, Apostoli, Lawson-Tait.* In. British. med. Journ. ; 18 juin-29 octobre, 26 novembre et 3 décembre 1887 ; 25 février et 15 novembre 1888. — *Sur le nouveau traitement des phlegmasies péri-utérines, perimétrites, paramétrites, phlegmon, cellulite.* Mémoire lu à l'Ass. méd. britannique, Congrès de Dublin, août 1887. Bull. gén. de thérapeutique, 30 septembre. — *L'électricité en gynécologie. Rép. à M. Lawson-Tait de Birmingham.*

Journal des connaissances médicales, 15 novembre et Bul. médical, 18 novembre. — *Note compl. sur le traitement électrique des fibromes utérins. Modif. nouvelles et rép. aux objections.* Mém. lu à l'Ass. méd. brit. Congrès de Glascow., août. Med. Record. de New-York du 8 septembre et les Archives de tocologie, novembre 1889. — *Note sur le traitement électrique des fibromes utérins.* Mémoire lu à la Soc. médico-chirurg. de Brighton, 3 mai. Semaine méd., 9 mai. — *Note sur la galvanisation en gynécologie. De l'utilité et de l'innocuité des hautes intensités.* Lect. faite à l'Acad. de Méd., 3 avril 1888. Bull. médical, 4 avril. — *Note sur un cas d'hydrosalpingite avec présentation de la malade ; son nouveau traitement électrique.* Mém. lu à la Soc. de Méd. de Paris, 11 février 1888. Union médicale, 28 février, 2 et 5 mars 1889 ; Gaz. de gyn. 1888, p. 72. — *Fibrome hémorrhagique traité électriquement ; suites éloignées du traitement.* Gaz. des hôp. n° 66. — *Instances of facture in the treatment of uterine fibroids by electricity.* (Translat. from French by K. C. Harch.) Med. age Détroit 1889, VIII. — *Note sommaire sur le raclage intra-utérin galvanochimique.* Rev. intern. d'élect., t. I, p. 6. — *Suites éloignées du traitement électrique conservateur en gyn. et grossesses consécutives.* Congrès de Rome, mai. Comptes rendus. — *Des applications thérapeutiques de l'électricité.* Revue de thérap. méd. chirurg. 15 décembre. — *Sur un nouveau traitement électrique de la douleur ovarienne chez les hystériques.* Congrès de Rouen 1883. Comptes rendus. — *Note sur le traitement électrique des fibromes utérins par la galvanocaustique chimique. Réponse à Zweifel.* Archives de tocologie, août 1885. — *Sur un nouveau traitement électrique de l'hématocèle péri-utérine.* Com. à l'Ass. Fr. pour l'avancement des sciences. Congrès de Grenoble, voir comptes rendus, 1re partie, p. 194. — *Sur un nouveau traitement de la métrite chronique et en particulier de l'endométrite par la galvanocaustie chimique intra-utérine.* Ass. Franc. pour l'avanc. des sciences. Congrès de Nancy, août, comptes rendus, 1re partie, p. 184 et O. Dain, édit., 1887 — *De la galvanopuncture chimique en gynécologie.* 1er Mémoire lu à la Société de Méd. de Paris, le 9 octobre. Union médicale 16 et 19 octobre. — *Note complémentaire sur mon nouveau traitement électrique des fibromes utérins.* Comm. faite au 2e Congrès français de chirurgie, octobre. Gaz. des hôpitaux, 26 oct. et Comptes rendus du Congrès, p. 680. — *Note sur le raclage intra utérin galvanochimique,* lecture faite le 27 juillet, à la Société de Méd. de Paris. Revue intern. d'électrothérapie, septembre 1890. — *Traitement de la salpingo-ovarite par l'électricité.* Mémoire présenté à la réunion de l'Ass. méd. amér. (section de gyn.) à Newport, 27 juin. The journ. of the amer. med. Ass. 27 juillet et tirage à part. — *Des causes générales d'insuccès dans le traitement des fibromes utérins.* Notes lues à la Société de Méd. pratique, 25 juillet 1889 et Comptes rendus de la Soc. de Méd. pratique, p. 673. — *Documents pour servir à l'histoire de l'électrothérapie des fibromes utérins.* Revue intern. d'élect., mars, avril, mai et juillet. — *Des contributions nouvelles du traitement électrique, faradique et galv. au diagnostic en gyn.* Comm. au Cong. de gyn. de Bruxelles, 15 octobre. Comptes rendus du Congrès, p. 849 et Revue intern. d'élect. octobre. — *Note sur les contributions des applications galvaniques au diagnostic en gynécologie avec une obs. clinique.* Soc. franç. d'Élect., octobre. Arch. d'élect. méd., n° 23, 15 novembre, p. 488. — *Nouveaux faits à l'appui des contri-*

butions de l'électrothérapie au diagnostic en gynécologie. Société franç. d'Électrothérapie, mars 1895. Archives d'élect. méd. 15 mai 1895.

Ciniselli. — *L'elettrolisi e le sue applicazioni terapeutiche,* Crémone. — Bulletin de la Société de Chirurgie 1862-1866. — *De l'action chimique de l'électricité sur les tissus vivants et de ses applications à la thérapeutique.* — *Appareil électro-moteur à force constante propre à l'usage médical et aux op. chim.* (Bull. Soc. Chirur. Paris, 1862, t. III, p. 445, ibid. 1866. — *De li effetti che si possono ottenere dall'applicazione metodica di due sole lamine electro motrici, indipendimente dalle cauterizzazioni electro-chimiche* (Cremone ann. un. med. 1867, t. cent., p. 308. — *Sulle correnti galvaniche continue* (gaz. medical. lomb., 1872. — *Sulla electrolische considerata negli eneri organizzatti e nelle applicazioni terapeutiche delle correnti galvaniche.* Golvogni, Bologna, 1874, t. II, p. 157, 213.

Danion. — Journal d'électrothérapie 1888-89-90. — Électrothérapie 1888-89-90. — *Mode de diffusion des courants voltaïques dans l'organisme humain.* Compt. rend. Acad. des Sciences nov. 1889. — *Démonstration expérimentale du siège de la résistance électrique du corps humain et des causes qui la font varier* (Soc. de Biol., 17 juin 1893). — *Démonstration expérimentale de l'action directe du courant voltaïque sur le cerveau et sur la moelle épinière.* (une preuve clinique) compte-rendu, Soc. de Biol., Paris, 1894. *De l'électrisation localisée*, Paris, 1894.

D'Arsonval. — *La mort par l'électricité dans l'industrie.* (Comptes rendus de l'Académie des Sciences des 26 janvier, 9 mars 1895. Comptes rendus de la Soc. de Biologie, 1887, p. 95. — *Effets des décharges, courants continus et alter-*

natifs sur les animaux (Compte rendu de l'Acad. des Sciences), 4 avril 1887. *Rapport sur l'électrophysiologie* (Lum. élec., 1889, p. 43). — *La voltaïsation sinusoïdale* (Archives de physiologie, janvier 1892). — *Action physiologique des courants alternatifs.* — *Influence des variations de la force électro-motrice sur les effets physiologiques du courant continu.* (Soc. de Biologie, 2 mai 1891. — *Sur les effets physiologiques comparés des divers procédés d'électrisation; nouveau mode d'application à l'énergie électrique; la voltaïsation sinusoïdale; les grandes fréquences et les hauts potentiels.* Bull. Acad. de Méd., Paris 1892. — *Action physiologique des courants alternatifs à grande fréquence, mode de production et technique de leur emploi.* Revue internat. d'électrothér., Paris, 1892-93. — *Influence de la fréquence sur les effets physiologiques des courants alternatifs.* (Compte-rendu de l'Acad. des Sciences, 1893. — *La durée de l'excitabilité des nerfs et des muscles après la mort est bien plus grande qu'on ne le croit généralement.* Compt. rend. Acad. de Méd., Paris, 1863. — *Sur les effets physiologiques de l'état variable et des courants alternatifs en particulier.* Rev. internat. d'électrothér. Paris, 1892-93. — *Production des courants de haute fréquence et de grande intensité; leurs effets physiologiques.* Compte-rend. Soc. de Biol. Paris, 1893. — *Action physiologique des courants alternatifs à grande fréquence.* Arch. de physiol. norm. et path. Paris, 1893. — *Mort apparente produite par les courants alternatifs; rappel à la vie* (Acad. des Sciences 21 mai 1894. — *Action des courants de haute tension.* Soc. de Biol. 23 nov. 1894. — *La mort par l'électricité dans l'industrie* Comptes rendus de la Société de Biologie 1887. — *Effets physiologiques de l'électricité.* (Bulletin de l'Académie de Médecine mars 1892.)

DOUMER. — Th. Agrég^{on}, 1883.

FORT (J.-A.). — Gazette des hôpitaux, 1884-1888-1889. — Bulletins et Mémoires de la Société de Médec. pratique, 1888-1889-1890. — *Mémoire sur l'électrolyse,* 1888. — *Du mode d'action de l'électrolyse linéaire par les courants faibles dans la destruction des tissus organiques.* Compte rendu de l'Académie des Sciences, 1889. — Revue chirurgicale consacrée spécialement aux rétrécissements. — *Note* en 1888 *sur l'électrolyse.*

GARIEL. — *Rapport sur les usines électriques à la Société de Médecine publique* (Revue d'Hyg., fév. 1892). — *Expertise sur l'accident des Tuileries en 1882.* Thèse de Grange. — *Instruction sur les premiers soins à donner aux foudroyés victimes des accidents électriques* (Bull. Acad. Médecine, décembre 1894).

HORTHALS. — *L'action des courants alternatifs sur le corps humain.* Lumière électrique, 3 septembre 1892.

LAWRENCE. — *L'électricité dans ses rapports avec le corps humain.* Society of Arts. London, 11 mars 1891.

LE BLOND. — *De la destruction des rétrécissements du col de l'utérus par l'électrolyse.* Union médicale. Paris, p. 613. *De l'action antiseptique de l'électrolyse dans le traitement de la vaginite.* Journ. de Méd. de Paris, 16 décembre 1888.

LUCAS (Félix). — *Traité théorique et pratique d'électricité.* Baudry, éditeur.

ONIMUS. — *12 leçons sur l'emploi médical de l'électricité. De l'influence des courants continus sur les phénomènes vasculaires de la matrice.* Annales de Gynécologie, août. *Étude physiologique et pathologique sur l'électrisation et la contractilité de la matrice.* Archives générales de Médecine, juin 1883. *Traité d'électricité médicale.* 2e édition, p. 764 à 775. *Quelques faits cliniques relatifs aux acupunctures électrolytiques* (France méd., 1877, p. 769).

ROSENTHAL. — *De la cataphorèse dans l'art dentaire.* Presse méd., 27 janv. 1897).

SALVARY. — *Rôle de l'électricité dans les phénomènes de la vie.* Revue scientifique. Paris, 1893.

Ch. RICHET et BROCA. — *Action de l'électricité sur le muscle privé d'oxygène.* Arch. élect. méd., 15 janvier 1897.

TRIPIER (A.). — *Manuel d'électrothérapie. Exposé pratique et critique des applications médicales et chirurgicales de l'électricité.* 1 vol. in-12. J.-B. Baillière, 1861. *Applications de l'électricité à la médecine et à la chirurgie; état de la question.* In-8°, 1867. *La galvanocaustique chimique.* Annales de l'électricité, 1863, et Archives générales de médecine, 1866. *Électrologie médicale, précis thérapeutique et instrumental.* 1 vol. in-12. *Élect. en méd. et en chirurgie. Conférences faites à l'Exposition universelle d'electricité en 1881.* Br. in-8°. O. Doin, 1882, et Lum. électrique, 1884. *Leçons cliniques sur les maladies des femmes, thérapeutique générale et applic. de l'élect. à ces maladies.* 1 vol. O. Doin, édit. *Sur quelques points de thérap. péri-utérine.* Bull. gén. de thérap., 30 mars 1890. *Sur quelques points de la thérap. péri-utérine.* Rev. intern. d'élect., avril, p. 285. *Chimicaustie et électrolyse dans le traitement des fibromes.* Arch. d'élect. méd., n° 22, 15 décembre. Annales de l'électricité, 1863. Bulletin général de thérapeutique, 1864. *De la galvanocaustique chimique.* Compte rendu de l'Acad. des Sciences, 1862. *Applications de l'électricité à la méd. et à la chirurgie.* 2e édition, 1874, p. 77. *Elektrolyse und Revolution.* Allg. Wiener med. Zeitung, 1869, p. 18, 35. *Applications de la galvanocaustique chimique à la cure des tumeurs et fistules lacrymales,* 1874.

Vigouroux. — *Résistance électrique du corps.* Progrès médical, 1888. Société de Biologie, 1889-90.

Weil. A. — *Le courant continu en gynécologie.* Th. Paris, 1895.

Weiss. — *Die electrische Behandlung der Uterus fibrome nach der Methode von Dr Apostoli.* Zeitschrifts f. therap. m. entezhund A. Elect. und. Hydr. p. 20. — *Contribution à l'étude de l'électrophysiologie* (Thèse de Paris, 1896). — *Technique de l'électrophysiologie.* Encyclopédie de Leauté, 1892. — *Mesure de la résistance des tissus organisés* (Bulletin de la Société int. des Électriciens, 1889). — *La résistance électrique du corps humain,* Soc. de Biol., 1893. Arch. d'électricité méd., 1894. — *Expérience sur l'électrolyse des muscles.* Rev. gén. des Sc. pures et appliq. 15 février 1890.

THÈSE D'ANDRÉ LUCAS (Planche hors texte), (*Expérience de M. le professeur* WEISS).

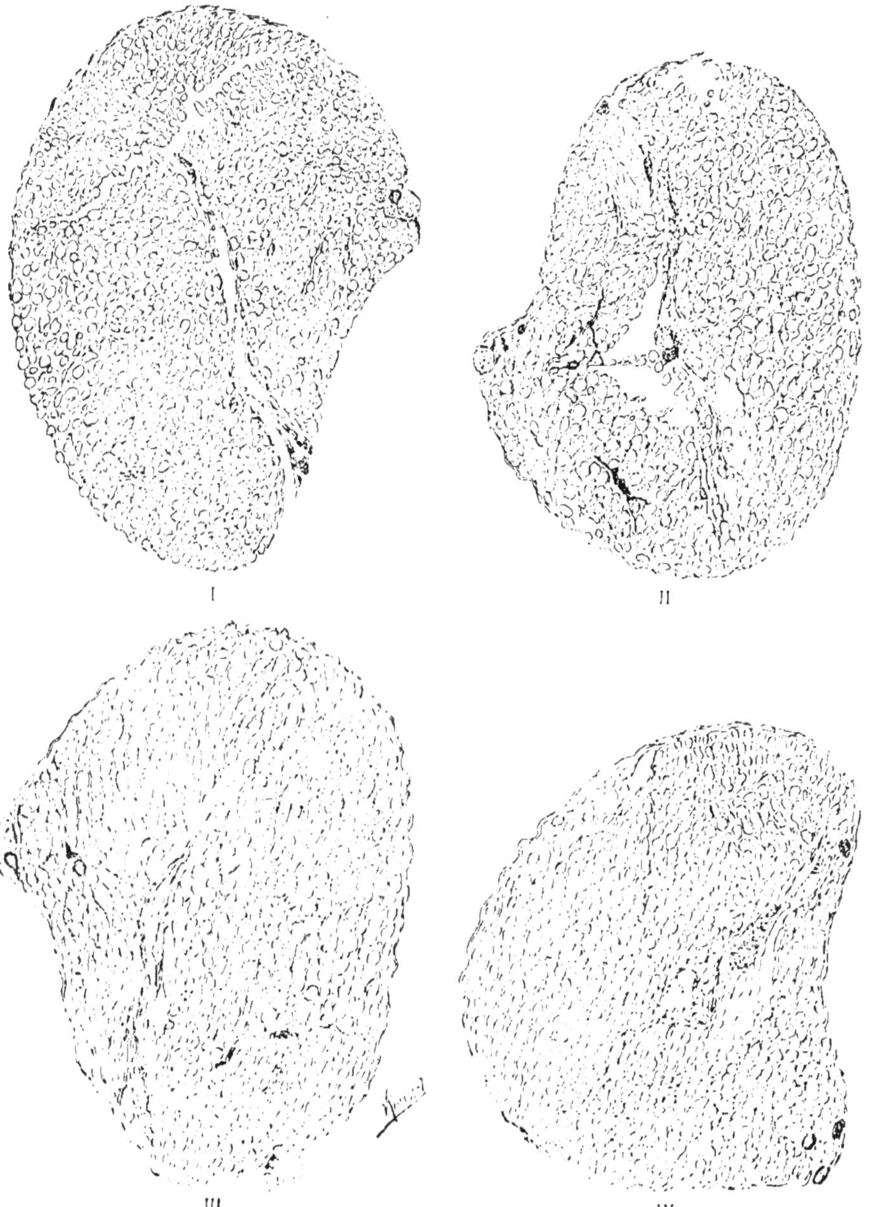

LÉGENDE. — I et III, coupes transversales des deux muscles gastrocnémiens d'une grenouille ; le premier seul a été soumis à un courant électrique CONTINU (4 milliampères pendant 5 minutes), on constate une atrophie considérable du muscle.

II et IV, coupes transversales des deux muscles gastrocnémiens d'une grenouille ; le premier seul a été soumis à un courant électrique ALTERNATIF (4 milliampères pendant 5 minutes) on ne constate aucune atrophie.

NOTA. — Chacune des deux grenouilles a été tuée huit jours après l'électrisation.

RENNES, IMPRIMERIE FR. SIMON, SUCC[r] DE A. LE ROY

IMPRIMEUR BREVETÉ

www.ingramcontent.com/pod-product-compliance
Lightning Source LLC
LaVergne TN
LVHW050434160826
845677LV00002BA/701

* 9 7 8 2 3 2 9 6 7 4 3 7 7 *